SOCIÉTÉ NATIONALE ET CENTRALE

D'AGRICULTURE.

DE L'INSALUBRITÉ ET DE L'INNOCUITÉ

DES

VIANDES DE BOUCHERIE

QUI PEUVENT ÊTRE VENDUES A LA CRIÉE

DU MARCHÉ DES PROUVAIRES, A PARIS;

par O. Delafond.

Lu, dans la séance du 24 décembre 1850, à la Société nationale et centrale d'agriculture.

PARIS,

IMPRIMERIE ET LIBRAIRIE D'AGRICULTURE ET D'HORTICULTURE

DE Mme Ve BOUCHARD-HUZARD,

5, RUE DE L'ÉPERON.

1851

DE L'INSALUBRITÉ ET DE L'INNOCUITÉ

DES

VIANDES DE BOUCHERIE.

[illegible]

SOCIÉTÉ NATIONALE ET CENTRALE

D'AGRICULTURE.

DE L'INSALUBRITÉ ET DE L'INNOCUITÉ

DES

VIANDES DE BOUCHERIE

QUI PEUVENT ÊTRE VENDUES A LA CRIÉE

DU MARCHÉ DES PROUVAIRES, A PARIS;

par O. Delafond.

Lu, dans la séance du 24 décembre 1850, à la Société nationale et centrale d'agriculture.

MESSIEURS,

Vous savez que, par ordonnance de police en date du 3 mai 1849, un bureau de vente de viande de boucherie, aux enchères publiques, a été institué, à Paris, au marché des Prouvaires. Vous n'ignorez pas non plus que cette innovation avait été réclamée pendant longtemps dans l'intérêt des producteurs et des consommateurs par le congrès central et le conseil général d'agriculture.

La vente de la viande à la criée fut insignifiante les premiers mois qui suivirent cette institution. En octobre 1849 les enchères atteignirent à peine 14,000 kilog.; aujourd'hui elles s'élèvent à 50,000 kilog. par semaine, chiffre qui forme à peu près un vingtième ou 5 pour 100 de la vente reconnue nécessaire à la consommation de la capitale.

Depuis cette heureuse innovation, plusieurs grandes villes de la Belgique ont institué de semblables ventes et en ont obtenu le succès le plus heureux. Aujourd'hui, si l'on ajoute foi à des bruits qui ne sont point sans fondement, la question si grave et si délicate de la vente de la viande par la corporation des cinq cents bouchers de la capitale serait menacée de subir de profondes modifications et, dit-on, d'être supprimée. Dans notre opinion, nous considérons l'organisation de la boucherie de la capitale comme un véritable monopole exercé par de gros capitalistes agissant par l'intermédiaire des bouchers dits à la cheville, dont l'existence est cependant formellement défendue par lettres patentes du 1er juin 1782, art. 24, l'ordonnance du roi du 18 octobre 1829, art. 176, et l'ordonnance de police du 25 mars 1830 ; mais, quoi qu'il en soit, nous pensons que la liberté illimitée du commerce de la viande de boucherie est une mesure qui, avant d'être prise, mérite les plus mûres réflexions, aussi bien dans l'intérêt du producteur que dans celui du consommateur.

Aujourd'hui que la question de la vente aux enchères de la chair de boucherie est palpitante d'intérêt et d'actualité, la Société ne doit pas rester étrangère à un aussi grave débat.

La question de l'insalubrité de la viande est un argument invincible que l'on reproduit toujours lorsqu'il s'agit d'attaquer le monopole de la boucherie de Paris. Propose-t-on de diminuer la durée de la garantie des animaux vendus à Sceaux et à Poissy, la salubrité publique, vous dit-on, pourrait en être compromise. Les producteurs demandent-ils l'autorisation de faire tuer les animaux invendus, de les faire préparer et de les vendre aux enchères publiques, la salubrité est encore invoquée. Certes, l'autorité doit se préoccuper vivement de la qualité des viandes destinées à la consommation ; mais ce ne doit point être cependant, partout et toujours, une raison puissante pour faire repousser certaines modifications utiles se rattachant aux intérêts des producteurs et des très-nombreux consommateurs existant parmi les classes laborieuses.

Désirant apporter quelque lumière sur ce que l'on qualifie de viandes insalubres de boucherie, je viens, messieurs, vous entretenir des recherches, des observations et des expériences auxquelles je me suis livré, au point de vue de l'importante question de savoir si la vente à la criée, instituée au marché des Prouvaires, peut compromettre gravement la santé publique.

La viande de boucherie peut être considérée comme nuisible à la santé,

1° Lorsqu'elle a subi un degré plus ou moins avancé de putréfaction;

2° Lorsqu'elle ne possède qu'une faible valeur nutritive;

3° Lorsqu'elle est fournie par des bêtes bovines ou ovines atteintes de maladies susceptibles de se transmettre soit aux personnes qui tuent et dépècent les animaux, soit à celles qui en préparent la viande pour l'alimentation, soit enfin à celles qui la mangent.

Les chairs d'animaux de boucherie altérées par une putréfaction plus ou moins avancée, et qui sont désignées sous les noms de *corrompues, gâtées, décomposées, pourries,* etc., doivent être rigoureusement proscrites de la consommation. Les règlements de police ne sont peut-être pas assez sévères à cet égard. Ces viandes, en effet, ne sont point susceptibles d'être conservées par les acheteurs; cuites, elles donnent un bouillon louche, d'une saveur désagréable et s'altérant rapidement. Ces chairs, d'ailleurs, bouillies et surtout rôties, ont une odeur détestable. Un tel aliment peut assurément engendrer des maladies putrides aux personnes qui en font usage, et, ainsi que la marée altérée, elles doivent être confisquées et détruites comme nuisibles.

Mais est-il possible aux inspecteurs des viandes de reconnaître, avec facilité et rapidité, cette altération, malgré les attentions prises par les personnes qui sont intéressées à la masquer? Nous n'hésitons point à répondre d'une manière affirmative. La pâleur, parfois la lividité, la flaccidité des chairs, la facilité de les déchirer par la traction, l'odeur nauséeuse ou légèrement putride qu'elles commencent à répandre sont autant de preuves évidentes et incontestables de l'altération septique de la chair. Or une surveillance constante, active, et une inspection rigoureuse de la viande qui doit être mise en vente, feront toujours découvrir la fraude, qui, nous le répétons, ne pourrait être trop sévèrement punie.

Par les lettres patentes datées de l'année 1782, art. 7, et par ordonnance de police du 25 mars 1830, art. 217 et 247, il est défendu de vendre la viande provenant de veaux âgés de moins de six semaines. Ce règlement sanitaire est sans doute trop rigoureux. En effet, combien de veaux sont vendus, sur le marché, avant l'âge de quarante-cinq jours, sans que cependant l'usage de leur chair soit essentiellement nuisible à la santé; mais aussi combien de très-jeunes animaux, trop souvent atteints d'indigestions, de diarrhée, d'arthrites, ne sont-ils pas tués par les bouchers forains et livrés à la consommation? La chair de ces très-jeunes animaux n'est pas, il faut en convenir, essentiellement nuisible à la santé; mais elle est laxative, débilitante, et doit être repoussée de l'alimentation des classes laborieuses, qui sont forcées de se livrer journellement à des travaux exigeant une force musculaire active, soutenue et surtout énergique.

Nous sommes loin de suspecter les connaissances sur les altérations des chairs que doivent posséder MM. les inspecteurs des halles; mais nous dirons cependant que la flaccidité, la pâleur ou la couleur rosée ou rouge vif des chairs, leur infiltration soit par du sang, soit par de la sérosité sanguinolente, la surface rouge livide des cartilages des jointures, et la grande facilité de couper ces parties, sont, pour nous, des caractères qui font généralement reconnaître les chairs provenant d'animaux très-jeunes ou dont le sacrifice a été imposé par l'existence de maladies. Or ces chairs sont sans suc, sans goût; elles sont, d'ailleurs, nous l'avons déjà dit, peu alibiles, débilitantes même, et ne doivent être livrées à la consommation qu'après la plus scrupuleuse attention.

Nous en dirons autant des chairs dont les fibres sont résistantes, entrecoupées de nombreuses intersections blanchâtres, entourées d'un tissu cellulaire dense, d'une petite quantité de graisse jaune, très-suifeuse, et provenant de vieilles bêtes. Ces viandes, bouillies, donnent de bon bouillon, il est vrai, mais elles se racornissent beaucoup, sont d'une mastication difficile, et d'une digestion laborieuse et peu profitable.

A l'aide des caractères que nous venons d'indiquer, il est donc possible aux inspecteurs de constater l'état de ces viandes et d'en refuser la vente. Il est, d'ailleurs, un moyen qui, s'il était exigé par les règlements de police, pourrait prévenir toute fraude pour les deux cas que nous venons de signaler; ce serait d'exiger que la moitié de la tête ou la tête entière de l'animal abattu restât attachée aux quartiers de devant, afin de constater, par l'état des dents, l'âge des animaux.

J'aborde, messieurs, d'autres questions non moins dignes d'intérêt. Les animaux domestiques destinés à la boucherie sont-ils atteints de maladies épizootiques contagieuses ou non contagieuses, exotiques ou indigènes, qui, en raison de leur existence, donnent une viande nuisible à la santé des consommateurs, et dont l'autorité doit interdire la vente?

Parmi les maladies épizootiques et contagieuses exotiques qui, à diverses époques, ont cruellement sévi sur le gros bétail français, nous n'en connaissons qu'une seule, c'est la *peste bovine* ou le *typhus contagieux;* mais cette grave maladie, particulière aux bœufs des steppes de la Valachie, de la Moldavie, de la Bessarabie, de la Buchowine, du Kerson, de la Podolie, de la Volhynie, etc., conduits aux marchés des grandes villes de la Russie, de la Hongrie, de la Pologne, de l'Autriche, de la Prusse, de la Bohême même, n'a généralement franchi nos frontières que dans les temps calamiteux de guerre européenne, alors que les corps d'armées russes et allemands se pourvoyaient de bœufs bons marcheurs des steppes pour former leurs convois d'approvisionnement : c'est du moins à cette cause principale que l'on doit rattacher l'apparition des grandes épizooties typhoïdes qui ont ravagé le gros bétail français de 1714 à 1715, de 1740 à 1750, de 1795 à 1796, de 1815 à 1816. Nous ne devons donc redouter la peste bovine qu'autant que l'Allemagne et l'Italie deviendraient le théâtre d'une longue lutte européenne, et qu'autant surtout que la France aurait à soutenir une guerre de quelque durée avec l'Allemagne ou la Russie, soit sur les bords du Rhin, soit au delà des Alpes.

Et, d'ailleurs, la peste bovine viendrait-elle attaquer le gros bétail français, que la salubrité publique n'aurait rien à redouter de l'usage de la viande des animaux atteints de cette cruelle affection.

Une masse très-considérable et imposante de faits recueillis, depuis plus d'un siècle et demi, en Italie, en Hollande et en France, démontrent, d'une manière indéniable, l'innocuité, pour l'homme, de la viande mangée bouillie ou rôtie provenant des *animaux atteints du typhus* (1). Or les autorités municipales ne doivent donc rien appréhender pour la salubrité publique, lors même que, par des circonstances majeures et tout exceptionnelles, le typhus serait importé chez nous et envahirait un grand nombre de départements rapprochés de la capitale.

Parmi les maladies annuelles ordinaires qui attaquent les animaux de boucherie, et pendant le cours desquelles on les égorge pour en utiliser la chair sans aucun inconvénient, nous croyons pouvoir citer les *météorisations*, le *tournis*, la *fourbure*, le *piétin*, la *paralysie*, le *rhumatisme articulaire*, les *maladies des os*, les *accidents mortels qui suivent le vêlage*, les *plaies graves*, les *éventrations*, les *fractures*, etc.

Quant aux maladies épizootiques, enzootiques ou sporadiques, qui sévissent malheureusement trop souvent sur nos

---

(1) Ces faits ont été constatés par Ramazzini en 1711, Carcani en 1714, Camper en 1745, Dufau en 1775, Baumont en 1796, Huzard et Desplas en 1795, Huzard et Mérat en 1814, Grognier en 1815, Coze en 1814 et 1815.

animaux de boucherie, dont la consommation de la chair fixe l'attention de l'autorité municipale, et à l'occasion desquelles existent encore aujourd'hui de trop nombreux préjugés, nous devons vous dire, messieurs, ce que le temps, l'observation et l'expérience ont appris à leur égard.

La *fièvre aphtheuse*, encore nommée *cocotte*, affecte le gros bétail, le mouton et le porc. Elle s'est montrée à l'état épizootique à diverses époques en France, et notamment en **1767, 1777, 1785**, de **1809 à 1812**, et on sait que, depuis dix ans, cette maladie n'a point cessé d'attaquer les animaux de boucherie, et notamment ceux amenés à Sceaux et à Poissy. Or l'expérience n'est-elle pas venue démontrer par des centaines de milliers de faits que la viande des malades n'était nullement nuisible à la santé des consommateurs? Il n'est peut-être pas un seul Parisien qui depuis dix ans n'ait fait son repas, dix fois au moins, avec de la chair de bœuf, de mouton ou de porc atteints de la cocotte, sans en être indisposé.

Les *affections de poitrine* ordinaires, telles que la *pleurésie*, la *pneumonie*, donnent également une chair qui, même lorsque ces maladies sont avancées, n'est, en aucune façon, nuisible à la santé.

Mais parmi les maladies qui attaquent particulièrement les vaches des nourrisseurs de la capitale et de la banlieue, de même que celles des pays de grande culture, où la stabulation du gros bétail est presque permanente, il en est une sur laquelle nous devons plus spécialement, messieurs, fixer votre bienveillante attention; nous voulons parler de la *phthisie pulmonaire*, connue encore sous le nom de *pommelière*. Cette maladie détermine des désordres graves et profonds non-seulement dans la poitrine, mais encore dans le système ganglionnaire lymphatique. Or nous pouvons assurer à la Société que la chair de ces bêtes phthisiques n'est nullement nuisible à la santé des consommateurs. Nous avons vu tuer un grand nombre de ces vaches dans les abattoirs; nous en avons vu égorger un bien plus grand nombre encore dans les tueries des bouchers forains que nous visitons fréquemment pour des recherches d'anatomie pathologique, et la viande provenant de ces animaux n'a jamais été refusée par MM. les inspecteurs des halles et des marchés.

Nous avons vu sacrifier un grand nombre de ces vaches pour les travaux anatomiques à l'école d'Alfort, et les élèves en distraire les meilleurs morceaux des amphithéâtres pour les manger. Nous-même avons fait plusieurs fois notre repas du filet amaigri de ces vaches sans aucune répugnance et sans en être incommodé. J. B. Huzard déclarait, en 1799, à l'autorité municipale de Paris, que la viande des vaches atteintes de la pommelière n'était point insalubre (1), et son fils, notre estimable collègue, faisait la même réponse que son père, en 1833, à M. le préfet de police. Il est donc bien positivement démontré que la chair des vaches tuées étant atteintes de la pommelière n'est point nuisible à la santé du consommateur.

L'usage alimentaire de la viande provenant du mouton atteint de *clavelée bénigne* ou *maligne* n'est également d'aucun danger. Grognier, ancien professeur à l'école vétérinaire de Lyon, lors d'une épizootie claveleuse régnant en 1810 dans le département du Rhône, a vu des bouchers de la ville de Lyon et de la banlieue *acheter des troupeaux entiers atteints de clavelée et les livrer à la consommation, sans qu'il en résultât aucun accident* (2). D'Arboval, nommé commissaire par le préfet du Pas-de-Calais, alors qu'une cruelle épizootie claveleuse sévissait sur les troupeaux en 1815, *a fait la même observation* que Grognier (3).

Plusieurs fois et par ordre de l'autorité, nous nous sommes

---

(1) J. B. Huzard, *Mémoire sur la péripneumonie chronique ou phthisie pulmonaire qui affecte les vaches laitières de Paris et des environs*, an VIII.

Huzard, *Rapport* à M. le préfet de police *sur la pommelière ou phthisie pulmonaire des vaches* en 1834 (*Rec. de médecine vétérinaire pratique*, t. XI, année 1834).

(2) Grognier, *Observations sur le claveau* (*Annales de l'agric. française*, t. XLVII, p. 317.

(3) D'Arboval, *Mémoire sur la clavelée*, p. 317.

transporté chez des bouchers des environs de la capitale pour nous assurer s'ils n'avaient pas possédé, parmi les moutons qu'ils avaient tués, des animaux qui fussent atteints de la clavelée ; maintes fois nous avons constaté, sur les peaux des animaux sacrifiés depuis quelque temps, les traces évidentes d'une éruption souvent fort grave, et cependant il n'était survenu aucun accident aux personnes auxquelles cette viande avait été débitée. Nous avons fait égorger en notre présence des bêtes atteintes de clavelée naturelle maligne et bénigne, et nous en avons mangé la chair rôtie sans en éprouver aucune incommodité.

La maladie grave du gros bétail connue du nom de *péripneumonie épizootique*, qui depuis quinze à vingt ans a successivement envahi un grand nombre de départements où elle était inconnue, donne lieu, en raison de sa gravité, à l'abatage, pour la boucherie, d'un nombre d'animaux malheureusement beaucoup trop considérable. Les agronomes, les vétérinaires les plus recommandables et les plus consciencieux, qui, en Suisse, en Italie, en Allemagne, en Hollande, en Angleterre, en Belgique et surtout en France, ont vu, observé et laborieusement étudié la péripneumonie depuis vingt ans, sont tous d'accord sur l'innocuité de la viande provenant des bêtes malades (1). En 1846, la Société nationale et centrale de médecine vétérinaire, désirant élucider entièrement cette intéressante question, mit un prix de 1,000 fr. au concours. Les concurrents devaient dire, d'après leurs propres observations, si la consommation de la chair des animaux devait nuire à la santé de l'homme. Onze mémoires ont

(1) Ces faits ont été recueillis par Haweman, Bojanus, Dietrichs, Hoffacker, Wagensfeld, Neumann, Verheyen, Huzard, Benoist, O. Delafond, Georges père, Huvellier, Mangin, Loiset, etc.

Voyez *Journal vétér. belge*, année 1832, p. 163.

Instructions vétér., t. V, p. 239, édit. de 1812.

Idem, t. VI, p. 281, *idem*.

Recueil de méd. vétér., année 1847, p. 1081 à 1105.

Traité sur la péripneumonie du gros bétail, 1844, par O. Delafond.

été adressés à ce concours, et les onze concurrents ont prouvé, par un grand nombre de faits bien observés, que l'usage de la chair, comme aliment, des bêtes péripneumoniques ne déterminait jamais d'accidents.

M. Mangin, praticien consciencieux exerçant à Verdun et un des honorables correspondants de la Société, assure que soixante-huit bêtes malades ont été livrées à la boucherie de la ville de Verdun et ont fourni 11,000 kilog. de viande qui ont été consommés en dix-neuf mois par les habitants et les militaires de la garnison, sans qu'il en soit résulté aucun inconvénient.

Dans les environs de Belfort, dit un vétérinaire distingué, des bouchers font l'achat à vil prix des bestiaux malades de la péripneumonie, les tuent sur place, et conduisent cette viande en ville dans des voitures couvertes. Si la chair était nuisible, ajoute notre confrère, il n'existerait plus aucun Belfortin aujourd'hui.

Dans la seule ville de Lille, rapporte M. Loiset, vétérinaire, représentant du peuple et auteur d'un fort bon travail sur la péripneumonie, il a été consommé, pendant la période de vingt années, cent vingt-quatre mille bœufs, vaches et taureaux, dont 15 pour 100, c'est-à-dire plus de dix-huit mille, étaient atteints de la péripneumonie. Or l'état sanitaire de la population de la ville n'en a *jamais éprouvé* la plus légère atteinte. Pour tout le département du Nord et d'après le même auteur, deux cent douze mille bêtes bovines attaquées de la même maladie, pendant le même laps de temps, seraient entrées, en totalité, dans la nourriture de la population humaine.

Cette expérience, nous le répéterons avec M. Loiset, est donc la plus colossale et la plus décisive qui ait été tentée pour constater que les chairs d'animaux péripneumoniques n'ont aucune propriété nuisible ou malfaisante pour la consommation (1).

(1) Loiset, *Notice sur la pleuropneumonie épizootique de l'espèce bovine dans le département du Nord*, p. 123 et 124.

Les plus gros bouchers d'Alençon, dit M. Huveillier, vétérinaire distingué, ont tué de très-beaux bœufs d'engrais malades de la péripneumonie, qui étaient destinés à l'approvisionnement de la capitale.

Leur viande a été mangée par la classe riche d'Alençon, et aucune plainte ne s'est jamais élevée sur la mauvaise qualité de la viande; au contraire, on félicitait les bouchers sur la beauté et la bonté insolites de leur marchandise.

M. Verheyen, professeur à l'école vétérinaire de Bruxelles, dans un rapport fait à l'Académie royale de médecine sur *la vente de la viande* des animaux atteints de certaines maladies, disait, en 1847 : « La chair du bœuf péripneumonique « figure sur la table du riche comme sur celle du pauvre; il « n'est personne d'entre nous qui n'en ait mangé, et qui « n'en mange encore sans s'en douter. »

A Paris, nous pouvons l'assurer, un grand nombre d'animaux ainsi malades sont conduits aux abattoirs, tués et débités pour la consommation. Les inspecteurs des abattoirs ne se sont jamais opposés à cette vente.

Nous avons mangé plusieurs fois de la chair, rôtie ou bouillie, d'animaux péripneumoniques; cet aliment était bon et ne nous a jamais incommodé.

Il nous paraît donc bien démontré aujourd'hui que, lors même que des viandes provenant de bêtes péripneumoniques seraient conduites et vendues à la criée au marché des Prouvaires, et nous sommes certain qu'il en a été ainsi un grand nombre de fois, ces viandes n'offriraient aucun danger.

Les cinq cents bouchers, qui font valoir très-haut les inconvénients, pour la santé publique, de la viande adjugée au marché des Prouvaires, savent fort bien à quoi s'en tenir à cet égard; mieux que qui que ce soit, ils sont convaincus de son innocuité.

La chair du *gros bétail* et du *mouton cachectique* est assurément de médiocre qualité; elle donne un bouillon peu sapide, un bouilli et un rôti ayant peu de suc et de goût; mais cette viande n'est point essentiellement malsaine, elle n'engendre pas de maladies ; elle n'a jamais, que nous le sachions, donné lieu à aucune plainte. Nous ajouterons que la cachexie n'existe que rarement sur le gros bétail, et jamais sur celui, toujours si bien nourri, des environs de Paris. Cette affection est plus commune sur les moutons; mais les cultivateurs n'attendent jamais, pour se défaire de leurs troupeaux, que la maladie soit très-avancée, ils les vendent dès le début du mal. Combien de bêtes à laine sont ainsi tuées dans les troupeaux, et la chair utilisée dans les fermes, sans qu'il ne s'élève aucune plainte, sans qu'il en résulte le moindre inconvénient!

Le *sang-de-rate* des bêtes *bovines* et *ovines* est une maladie fort ordinaire dans les départements environnant la capitale. Que font les bergers, lorsqu'ils s'aperçoivent de l'existence de ce mal? Ils égorgent le mouton et en préparent la chair, qui est mangée par le maître et les serviteurs du domaine sans répugnance comme sans accidents. Or le chiffre des animaux ainsi utilisés dans les fermes de tous les pays de grande culture, où les animaux sont abondamment nourris, est très-élevé. Que de bêtes bovines et ovines, placées sous le coup de cette grave affection, sont achetées par les bouchers, tuées et débitées sans qu'aucun reproche ne leur soit adressé! Le nombre en est, nous l'assurons, très-considérable.

Cependant, dans quelques cas de sang-de-rate charbonneux, les manipulations faites sur les chairs des animaux récemment égorgés et encore chauds ne sont pas sans danger; mais cette maladie est alors une véritable *fièvre carbonculaire*, dont il nous importe d'entretenir maintenant la Société (1).

Les *maladies charbonneuses* des animaux de boucherie sont les seules affections qui doivent faire repousser la viande de la consommation. Un très-grand nombre de faits recueillis soit par des médecins très-recommandables, soit par des vétérinaires instruits ont appris que les manipulations faites sur des animaux sacrifiés, même dès l'origine du mal, pour *sai-*

(1) Voyez O. Delafond, *Traité sur la police sanitaire des animaux domestiques*, p. 494 à 496.

gner, dépouiller, dépecer les bêtes et en *préparer les viandes, sont* DANGEREUSES. C'est qu'en effet le contact des chairs et surtout du sang, de la sérosité dont elles sont imprégnées, sur la peau, et notamment sur celle qui recouvre les bras, le visage, le cou, la poitrine, peut transmettre aux bergers, bouchers, étalagistes, et aux personnes chargées de préparer les chairs pour l'alimentation, l'affection charbonneuse très-grave connue des médecins sous le nom de *pustule maligne* (1).

Mais, si la *préparation* de la viande charbonneuse est dangereuse et peut transmettre une *maladie* redoutable, *les personnes qui mangent cette viande rôtie ou bouillie* peuvent-elles en éprouver de graves inconvénients? D'après M. Verheyen, des accidents graves et même mortels, survenus par l'usage, comme aliment, de la *chair cuite* d'animaux de boucherie abattus *étant atteints* du charbon, auraient été signalés par Lux, Costa, Schwab, Wittcke et Bovingshausen; mais ces faits ont été observés en Silésie, en Bavière, en Hanovre et autres pays étrangers. En France nous ne connaissons aucun fait attestant que la *chair cuite d'animaux égorgés atteints de charbon, et mangée par l'homme, ait occasionné des maladies intérieures, dangereuses et suivies de la mort*. C'est au moins ce que des faits parfaitement observés par Duhamel, Thomassin, Morand, Meyer, Mangin et autres ont positivement démontré (2).

---

(1) Voyez O. Delafond, *Traité de la police sanitaire des animaux domestiques*, 1838, p. 467 à 479.

(2) Les faits rapportés par les cinq auteurs que nous venons de citer sont du plus haut intérêt dans la question dont il s'agit; nous les consignerons ici.

« En 1737, dit le célèbre Duhamel, on amena, chez un aubergiste à Pi-
« thiviers, en Gatinais, un troupeau de bœufs qui venait du Limousin et
« que l'on conduisait à Paris. Un des plus beaux, pesant à peu près 800 li-
« vres, ne pouvant suivre les autres, les toucheurs consultèrent des mar-
« chands et des bouchers, qui tous jugèrent qu'il était impossible que ce
« bœuf suivît la bande, parce qu'il était attaqué d'une maladie appelée
« *mal-à-butin* (charbon). Sur-le-champ il fut vendu à un boucher qui en-
« voya son garçon pour le tuer et l'habiller. Ce garçon tua ce bœuf dans
« l'auberge même, et le coupa par morceaux. Ayant mis son couteau dans

« sa bouche pendant quelques moments de son opération, quelques heures « après sa langue s'épaissit, il sentit un serrement de poitrine avec diffi- « culté de respirer ; son corps se couvrit de pustules noirâtres, et il *mou-* « *rut, le quatrième jour, d'une gangrène générale.* L'aubergiste ayant été « piqué, au milieu de la paume de la main gauche, par un os du même « bœuf, au bout de quelques heures il s'éleva *une tumeur livide à l'en-* « *droit piqué, le bras tomba en sphacèle, et il mourut au bout de sept* « *jours.* Sa femme reçut du sang de l'animal sur la partie externe de la « main, et la servante de l'auberge, ayant passé sous la fressure (poumon) « du bœuf que l'on venait de suspendre toute chaude, reçut quelques gout- « tes de sang sur la joue droite ; *aussi bien l'une que l'autre eurent la* « *pustule maligne aux endroits touchés par le sang.*

« La viande de ce même bœuf, ajoute Duhamel, fut vendue principale- « ment en bonnes maisons : *plus de cent personnes en ont mangé rôtie* « *ou bouillie ; elle était fort bonne, et personne n'en a ressenti la plus* « *légère incommodité.* » (*Mém. de l'Acad. des sciences*, année 1766, page 315 et suivantes.)

« Je me trouvai, dit le docteur Thomassin, dans un village de Franche- « Comté dans le temps de la fête du lieu ; le boucher préparait beaucoup « de viande. Après avoir tué plusieurs bœufs et vaches, il fut subitement « attaqué de la *pustule maligne* sous la mâchoire inférieure, qui le fit mou- « rir le cinquième jour. Le frère qui l'avait aidé à dépecer ces viandes fut « aussi attaqué *du même mal* à la partie inférieure de la joue gauche, « deux jours après. Les animaux qui avaient communiqué cette maladie « paraissaient alors bien portants ; seulement ils avaient beaucoup fatigué « pour être revenus, pendant la forte chaleur, d'une foire de 7 à 8 lieues. « *La chair de ces animaux fut mangée entièrement dans le village* « *où était arrivé l'accident, et personne n'en éprouva la plus légère* « *indisposition.* » (Thomassin, *Dissertation sur la pustule maligne de la Bourgogne.*)

« On lit dans les mémoires de l'Académie des sciences, année 1767, et « dans les opuscules de chirurgie de Moraud, l'histoire de deux bouchers « de l'hôtel royal des Invalides, qui furent attaqués, l'un le lendemain et « l'autre le second jour, *d'une pustule maligne* à la face, après avoir tué « et découpé deux bœufs qui avaient été très-fatigués. *La viande de ces* « *deux animaux fut mangée dans l'hôtel ; tout le monde la trouva* « *bonne, et personne n'en fut incommodé.* »

« *Soixante-dix personnes*, dit Meyer, avaient mangé de la viande d'une « bête charbonneuse, *aucune d'elles* ne fut incommodée; les deux indi- « vidus qui l'avaient écorchée contractèrent la pustule maligne. » (Ver- heyen, *Recueil de méd. vétér.*, année 1847, p. 860.)

« Une *vache atteinte de charbon fut livrée à la boucherie* de Verdun, « dit M. Mangin ; sa chair a été consommée sans qu'il en soit résulté aucun « accident. »

Énaux et Chaussier, le vétérinaire Fauvet (1), ont rapporté des exemples de maladies putrides graves et mortelles déterminées par l'usage de la chair d'animaux charbonneux; mais nous devons nous empresser de faire remarquer bien vite que cette chair provenait de bêtes MORTES DU CHARBON, et, par conséquent, dans une condition morbide bien différente de celle des animaux ÉGORGÉS ou saignés *pendant le cours de cette maladie*.

Quoique jusqu'à ce jour aucun fait, que nous le sachions du moins, n'ait été recueilli en France sur des accidents internes graves ou mortels survenus chez des personnes ayant mangé de la *chair cuite d'animaux égorgés étant affectés de charbon*, nous pensons néanmoins qu'un tel aliment doit être rigoureusement repoussé de la consommation, confisqué et détruit comme dangereux.

Mais les maladies carbonculaires sont-elles rares ou fréquentes dans les environs de la capitale? Nous affirmons qu'elles sont *rares*. Sont-elles communes sur les animaux formant les approvisionnements de la capitale? Ce point mérite d'être élucidé.

La moyenne des bœufs conduits annuellement aux marchés de Sceaux et de Poissy est de cent à cent vingt mille. Avant l'établissement des chemins de fer, on comptait, en moyenne aussi, quatre cent cinquante à cinq cents animaux morts de maladies diverses soit avant, soit après la vente. Depuis l'ouverture des chemins de fer qui transportent le plus grand nombre des bœufs amenés aux marchés du sud, du centre et de l'ouest de la France, le chiffre des animaux morts a été réduit à cent cinquante ou cent soixante, ce qui donne le rapport de 5 sur 1,000 (2).

---

(1) Voyez O. Delafond, ouvrage cité, p. 504 à 506.

(2) Extrait d'un rapport adressé à M. le ministre de l'agriculture en 1850, au nom d'une commission composée de MM. Magne, O. Delafond, H. Bouley, Goubaux et Reynal, rédigé par M. Renault, rapporteur.

Parmi les maladies qui font périr les bœufs on compte les *fourbures aiguës*, les *apoplexies du poumon* et *de la rate*, les *inflammations violentes de l'intestin*, la *maladie aphtheuse* ou *cocotte*, et les *maladies charbonneuses*. Autrefois ces dernières étaient assez ordinaires sur les bœufs dits *maraîchins*, qui sont élevés et engraissés, en grande partie, dans les anciens marais des environs de Rochefort, de Marennes, de Marans, de Luçon; mais, depuis que ces vastes et fangeux marais ont été assainis, ces animaux ont perdu, en grande partie, cette disposition à contracter le charbon. Aujourd'hui cette affection est *fort rare* sur les bœufs qui approvisionnent Paris, et nous croyons pouvoir assurer que la proportion ne s'élève peut-être pas à 1 sur 10,000. Nous devons ajouter aussi que, parmi les animaux achetés, ceux d'entre eux atteints de charbon ne sont *jamais livrés à la consommation*. Les bouchers les laissent périr pour conserver leur garantie envers les vendeurs, et les cadavres de ces animaux sont conduits au jardin des plantes pour servir à la nourriture des bêtes féroces.

Mais, dans la supposition où des animaux atteints de charbon auraient été égorgés et conduits au marché des Prouvaires pour y être vendus à la criée, serait-il possible aux inspecteurs de reconnaître si ces viandes proviennent d'un animal charbonneux? Les traces que ces maladies laissent sur les cadavres se rencontrant particulièrement dans la rate, les poumons, les intestins, les ganglions mésentériques, il est difficile, assurément, à l'inspection des quatre quartiers, de constater les traces du mal. Cependant, si les chairs sont marquetées par quelques taches de sang; si le tissu cellulaire présente quelques ecchymoses; si les ganglions lymphatiques des flancs et de l'aine, qui restent ordinairement attachés aux chairs, sont noirâtres et surtout entourés d'infiltration; si enfin, en inspectant les enveloppes de la moelle épinière et cette moelle elle-même mise toujours à découvert par la section longitudinale du canal rachidien, elles présentent des taches ecchymotiques, nous ne dirons pas il est certain, mais il est très-probable que l'animal a été tué étant affecté de charbon.

D'ailleurs, depuis bientôt trois ans que la vente aux enchères a été instituée au marché des Prouvaires, des accidents charbonneux dus aux viandes vendues ont-ils été signalés à l'autorité? Le conseil de salubrité a-t-il été invité à s'occuper de cette grave question? Nous nous croyons autorisé à faire une réponse négative.

Il résulte donc, messieurs, des faits que nous venons d'exposer et des considérations dans lesquelles nous sommes entré, que l'*argument si puissant invoqué* par la corporation des bouchers de la capitale touchant la vente à la criée, sur le marché des Prouvaires, de viandes provenant d'animaux malades, et dont l'usage, comme aliment, est susceptible de compromettre la santé publique, ne peut être que d'une faible valeur aux yeux des autorités municipales et des personnes qui désirent voir prendre de l'extension à cette institution.

Nous croyons donc, messieurs, pouvoir conclure

1° Que les viandes ayant subi un commencement de putréfaction ou déjà corrompues, de même que celles peu alibiles et provenant de très-jeunes ou de très-vieux animaux, doivent être rigoureusement confisquées et détruites, ainsi que le veulent les règlements sanitaires;

2° Que les bêtes bovines et ovines *atteintes de toute autre maladie épizootique ou ordinaire que le* CHARBON ne sont point *nuisibles* à la santé des personnes qui les *préparent* ou qui les *mangent;*

3° Que les chairs d'animaux affectés de charbon doivent être *confisquées* et *détruites*, mais que cette maladie étant fort peu commune parmi les animaux de boucherie *élevés* et *engraissés* dans les *environs de la capitale*, de même que sur ceux *amenés aux marchés d'approvisionnements*, les accidents qui peuvent être déterminés par ces chairs ne pourront être toujours *qu'extrêmement rares;*

4° Enfin que la *santé publique* ne pourra jamais être plus *sérieusement compromise* qu'elle ne l'a été jusqu'à ce jour, dans le cas où la vente à la criée du marché des Prouvaires prendrait une extension considérable.

PARIS. — IMPRIMERIE DE Mme Ve BOUCHARD-HUZARD, RUE DE L'ÉPERON, 5.

www.ingramcontent.com/pod-product-compliance
Lightning Source LLC
Chambersburg PA
CBHW060504200326
41520CB00017B/4900